DE LA

CAUTÉRISATION

DES

RÉTRÉCISSEMENTS ORGANIQUES
DE L'URÈTHRE;

PAR P.-S. SEGALAS,

DOCTEUR ET AGRÉGÉ LIBRE
DE LA FACULTÉ DE MÉDECINE DE PARIS,
PROFESSEUR DE PHYSIOLOGIE ET DE PATHOLOGIE,
MEMBRE DE L'ACADÉMIE ROYALE
DE MÉDECINE, ETC.

PARIS,

IMPRIMERIE DE LACHEVARDIERE,
RUE DU COLOMBIER, N° 30.

AVRIL 1829.

DE LA
CAUTÉRISATION

DES

RÉTRÉCISSEMENTS ORGANIQUES

DE L'URÈTHRE;

PAR P.-S. SÉGALAS,

DOCTEUR ET AGRÉGÉ LIBRE
DE LA FACULTÉ DE MÉDECINE DE PARIS,
PROFESSEUR DE PHYSIOLOGIE ET DE PATHOLOGIE,
MEMBRE DE L'ACADÉMIE ROYALE
DE MÉDECINE, ETC.

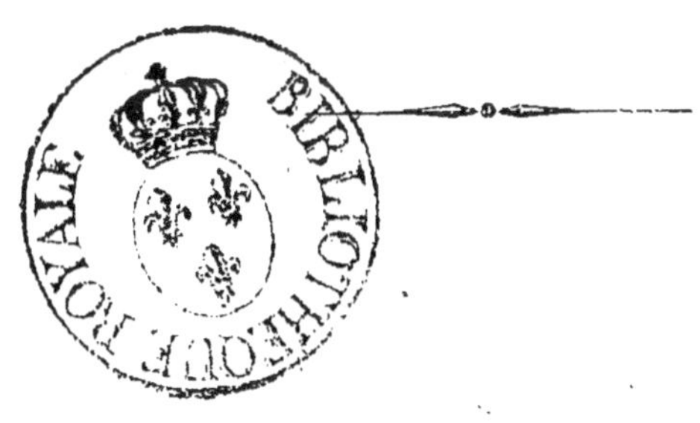

PARIS,

AVRIL 1829.

Cette note fait suite à mon *Traité des Rétentions d'urine, et des maladies qu'elles produisent*. J'y démontre, par de nouveaux faits, l'utilité des changements que j'ai opérés dans les instruments en usage pour cautériser les rétrécissements de l'urèthre. On y verra, par exemple, que le porte-caustique de Ducamp et la sonde à cautériser de M. le professeur Lallemand exposent à pratiquer de fausses routes dans ce canal, et que mon porte-caustique, *le porte-caustique modifié*, met à l'abri de ces accidents, et même peut y rémédier promptement.

Je me proposais de faire part de ces observations à l'Académie des sciences, où mon ouvrage est au concours pour le prix de médecine et de chirurgie fondé par la généreuse philantropie de M. de Monthyon ; mais mon tour de lecture n'est pas près d'arriver, et la commission des prix doit toucher à la fin de son travail. Il ne me reste, pour soumettre ces résultats aux lumières de ses membres, que la seule voie de l'impression : j'y ai recours.

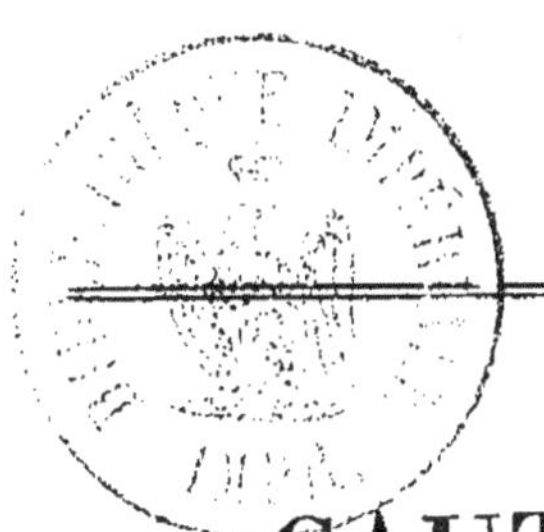

DE LA
CAUTÉRISATION

DES

RÉTRÉCISSEMENTS ORGANIQUES

DE L'URÈTHRE.

Dans l'ouvrage que j'ai présenté au conçours pour les prix Monthyon (1), j'ai dit que le fluide sécrété par les reins peut être arrêté dans ces organes, dans les uretères, dans la vessie, dans l'urèthre et dans le prépuce ; que les obstacles qui s'opposent au cours de l'urine dans l'urèthre sont de deux genres : que les uns appartiennent aux parois de ce canal, tandis que les autres leur sont étrangers ; que les obstacles propres à l'urèthre datent de la vie intra-utérine, ou bien se sont développés accidentellement après la naissance, et portent le nom de *rétrécissements*. J'ai fait remarquer que les rétrécissements sont *spasmodiques*, *inflammatoires*, ou *organiques*, et voir qu'avec des bougies de cire, la sonde à empreinte de Ducamp, et trois instruments qui me sont particuliers, le *speculum* uréthro-cystique, le *stylet* du même nom, et le *courctomètre*, on peut déter-

---

Traité des Rétentions d'urine, et des maladies qu'elles produisent. Un fort vol. in-8°, avec Atlas in-folio de 10 planches ; chez Méquignon-Marvis, libraire-éditeur, rue du Jardinet, n° 13.

miner *le siége, le nombre, la forme, l'étendue* et *la nature* de ces rétrécissements. Mon travail prouve, par un grand nombre de faits, que les rétrécissements organiques les plus fréquents de tous, et de tous aussi les plus dangereux, les plus rebelles aux moyens de l'art, sont à présent combattus avec un plein succès par l'application du nitrate d'argent. Il établit que, parmi les instruments proposés pour faire agir ce sel dans le canal, mon porte-caustique, présenté sous le titre de *porte-caustique modifié*, est le seul qui permette d'opérer avec une précision rigoureuse sur les rétrécissements placés à une grande profondeur.

Je viens aujourd'hui fortifier, par quelques faits, cette dernière proposition, et montrer, par d'autres faits, que, même dans la partie droite de l'urèthre, le porte-caustique modifié est préférable au porte-caustique de Ducamp et à la sonde à cautériser de M. le professeur Lallemand.

Depuis la publication de mon ouvrage, j'ai recueilli un grand nombre d'observations nouvelles de rétrécissements organiques de l'urèthre. Je pourrais les rapporter toutes, car toutes militent plus ou moins en faveur du porte-caustique modifié; mais, pour ne point abuser des moments de l'Académie, je me bornerai à en citer quelques unes, prises à peu près au hasard.

PREMIÈRE OBSERVATION.

Le 5 novembre 1828, un capitaine du 18ᵉ régiment de ligne vint réclamer mes soins. Il était traité depuis vingt-huit jours, pour un rétrécissement de l'urèthre, par un chirurgien connu, et fort habitué à faire usage du caustique. Au commencement de la médication, les urines sortaient assez difficilement, mais les bougies de cire parvenaient sans peine jusqu'à la vessie : il n'en était plus ainsi; l'urèthre avait été cautérisé, et dèslors il était devenu impossible de franchir le point rétréci : depuis une vingtaine de jours, toutes les tentatives pour atteindre le but n'avaient abouti qu'à causer de la douleur et des hémorrhagies.

Je portai dans l'urèthre une bougie de cire du plus faible diamètre, après en avoir arrondi la pointe. Elle fut arrêtée à six pouces et demi de profondeur. Une sonde exploratrice lui succéda, et ne put aller plus loin. Elle revint avec une empreinte trifurquée (fig. 1ᵣₑ) : il y avait une tige supérieure et moyenne, et deux inférieures et latérales (1). Des trois voies qu'elle annonçait exister sans le canal, laquelle était la bonne? c'était la première question à résoudre. Le malade assurait avoir été toujours opéré avec le porte-caustique de Ducamp. Cette donnée me fit penser que les fausses routes étaient en bas, et, partant de cette idée, je dirigeai une petite sonde vers l'orifice le plus élevé. Elle s'y engagea, et elle pénétra ensuite très facilement jusqu'au réservoir : l'urine jaillit avez force.

J'aurais voulu faire garder cette sonde; mais sa

(1) Ici, comme dans mon ouvrage , chaque empreinte est représentée dans deux sens différents, vue d'abord de haut en bas, puis latéralement, eu égard à la position que la sonde exploratrice occupait dans l'urèthre, le malade étant debout.

présence devint intolérable ; il fallut la retirer. Le lendemain, elle put rester un peu plus long-temps en place, et, le surlendemain, après une nouvelle introduction, il me fut aisé de faire agir mon porte caustique, de manière à frapper de mort la cloison qui séparait les fausses routes et le canal, et à convertir les trois voies en une. Trois jours après, le malade urinait très largement, et une sonde exploratrice parvint à la vessie avec la plus grande facilité. Après cela, une dilatation intermittente d'une dizaine de jours, pratiquée avec des bougies de cire, suffit pour mettre le malade en état de quitter Paris, et d'aller passer le reste de son sémestre au sein de sa famille, dans une province du Midi.

Ce fait n'a pas besoin de commentaires ; il parle par lui-même : on voit, d'un côté, l'instrument de Ducamp faire deux fausses routes, quoiqu'il fût tenu par une main très exercée, et, de l'autre, ces deux fausses routes disparaître en trois jours, par une seule application du porte-caustique modifié.

DEUXIÈME OBSERVATION.

L'automne dernier un de nos praticiens les plus recommandables, M. le docteur Pujos, me conduisit près d'un de ses malades, bijoutier dans la rue St-Denis. Ce malade, grand, fort, âgé à peine de quarante ans, éprouvait, depuis nombre d'années, beaucoup de difficulté à rendre l'urine, et avait été atteint, à plusieurs reprises, de fistules urinaires au périnée. Dans le moment où je le vis, il en avait une qui datait de six semaines. Il avait en même temps, comme c'est assez fréquent en pareil cas, un catarrhe vésical, une blennorrhée abondante et une fièvre intense. Un de nos grands chirurgiens, un professeur, dont je m'honore d'avoir été l'élève, avait fait déjà de vaines tentatives pour porter une sonde dans la vessie, et s'était déterminé à conseiller l'introduction, jusqu'à l'obstacle, d'une bougie conique de gomme élastique. Ce moyen n'avait pas eu l'effet qu'on en attendait, et, depuis son application, le cours des urines avait plutôt perdu que gagné, encore que le malade fût resté soumis à la diète et au repos, et qu'il eût fait constamment usage de bains et d'une boisson appropriée à son état.

L'exploration de l'urèthre, pratiquée sous les yeux de M. Pujos, me fit constater l'existence d'un fort rétrécissement à l'entrée de la partie courbe de l'urèthre, et reconnaître un pertuis accidentel sur la paroi inférieure du canal, immédiatement au-devant de l'obstacle (fig. 2).

Eclairé, par cet examen, sur le chemin à suivre pour arriver au but, je m'armai d'un conducteur boutonné, légèrement courbe, et, avec son aide, je poussai assez facilement une bougie jusqu'à la vessie. Le lendemain, je lui substituai une petite sonde, et, dès le surlendemain, je pus, avec le secours de mon porte-caustique, faire agir énergiquement le nitrate d'argent sur l'obstacle, et ensuite le promener légèrement sur l'ouverture accidentelle. Trois jours après, la sonde exploratrice ne rapporta plus aucun filet à sa partie inférieure, et nous pûmes croire à l'oblitération de la fausse route ; car c'en était une, on ne peut en douter. L'ouverture interne de la fistule devait être plus profondément située. Je répétai la cautérisation, et je plaçai une sonde plus grosse. Je continuai ensuite à cautériser et à mettre des sondes de plus en plus fortes. J'eus la satisfaction de voir, sous l'influence de cette pratique, la fistule se fermer, le canal s'élargir, les urines reprendre leur cours naturel, et les engorgements nombreux et durs qui existaient au périnée se ramollir et disparaître.

Sans nous occuper de la facilité que m'ont donnée la sonde exploratrice et le conducteur, pour franchir un obstacle qui avait arrêté l'un de nos plus habiles opérateurs, l'on conviendra que mon porte-caustique m'a beaucoup servi dans cette circonstance. Avec l'instrument de Ducamp, je n'aurais fait probablement qu'agrandir la fausse route, puisque cet instrument a le défaut de suivre mal la courbure du canal ; et, en me servant de la sonde à cautériser de M. Lallemand, je n'aurais pas pu agir avec précision à une si grande profondeur : la longueur du pénis variait singulièrement selon le degré de traction exercée sur lui ; or, l'on sait que, dans l'application de l'instrument, d'ailleurs précieux, du savant professeur de Montpellier, on n'est instruit de la profondeur à laquelle on fait agir le nitrate d'argent, que par un curseur qui est tenu en rapport avec le méat urinaire, et qui a été fixé d'avance sur l'instrument, à une distance du caustique, proportionnée à celle du rétrécissement.

Ce fait me rappelle l'exemple d'un autre malade qui m'a été adressé par le même médecin, et chez lequel un rétrécissement des plus grands a cédé, en dix jours, à une cautérisation faite avec mon porte-caustique; et, cependant, le rétrécissement, placé à quatre pouces trois quarts de profondeur, venait de produire une rétention d'urine complète, nous étions au plus fort de l'hiver, et le malade, maître de moulage, n'a pas cessé de vaquer à ses affaires; il s'est même livré plusieurs fois au plaisir de la chasse durant le traitement.

Quelle différence entre ce résultat et ceux obtenus par la dilatation ou par la cautérisation avec des instruments défectueux!

TROISIÈME OBSERVATION.

Un fabricant d'instruments de gomme élastique, qui excelle dans son art, M. Lamothe, m'adressa, le 24 septembre dernier, un malade affecté de dysurie: c'était un courrier de la malle, âgé de près de soixante ans. Je trouvai un rétrécissement à cinq pouces. Je l'attaquai, dès le lendemain, avec le porte-caustique modifié. L'exploration avait déjà rendu le cours des urines plus facile; la cautérisation le rétablit presque à l'état naturel. Cependant il était encore un peu gêné parfois, et les bougies de cire, introduites pour la dilatation intermittente, sortaient légèrement éraillées, après avoir, dans leur marche sur les parties profondes du canal, transmis à la main une impression extraordinaire. Le malade éprouvait d'ailleurs assez souvent un sentiment de picotement au périnée, et, plusieurs fois, il avait vu l'écoulement de quelques gouttes de sang succéder à l'excrétion des urines.

C'en était assez pour croire à la présence d'un corps étranger entre la vessie et le rétrécissement. Je passai une petite sonde dans le canal; le lendemain, j'en mis une plus forte, et, le jour suivant, ayant pris mes dispositions pour que la retraite de la sonde fût immédiatement suivie d'une abondante excrétion d'urine, j'eus le plaisir de voir sortir un calcul très petit, mais dur et anguleux.

Une dépression circulaire remarquée sur une forte bougie de cire me fit ensuite cautériser une seconde fois; mais ce fut là tout. Le malade se trouva en quinze jours dans un état parfait de santé, et depuis il n'a pas cessé d'y rester.

Aurait-on pu se servir ici du porte-caustique de Ducamp? aurait-on obtenu une guérison aussi prompte avec la sonde à cautériser de M. Lallemand? j'en doute.

La rétention d'urine, chez ce malade, était l'effet de l'action combinée d'un rétrécissement et d'un gravier. Ni l'une ni l'autre de ces causes n'aurait suffi pour la produire isolément. Il n'en était pas de même chez un ancien avocat que j'ai opéré quelque temps après. Pris tout-à-coup d'une dysurie extrême, il avait réclamé les soins d'un praticien distingué, et les avait reçus pendant un mois entier sans en obtenir d'autre avantage qu'un soulagement momentané. Les bains, le repos, la diète, plusieurs applications de sangsues, l'introduction de la sonde, l'emploi du bicarbonate de soude, n'avaient pas répondu à l'attente du médecin. Fatigué de tous ces moyens et désespéré de son état, le malade vint me trouver.

L'exploration de l'urèthre avec le stylet uréthro-cystique, puis avec le *speculum*, ne me permit pas de douter de la cause des accidents, et de la possibilité d'y remédier à l'instant. Je portai des pinces dans le canal, et je retirai un calcul rond d'environ quatre lignes de diamètre. Dès ce moment, le cours des urines se trouva ramené aux conditions normales.

QUATRIÈME OBSERVATION.

Un médecin anglais, établi à Versailles, M. Murdoch, me recommanda, au commencement du mois dernier, un de ses compatriotes, affecté d'une blennorrhée et d'une dysurie depuis plusieurs années. Les circonstances qui avaient précédé la maladie, les traitements qu'on lui avait opposés, l'insuccès des moyens pharmaceutiques nouvellement mis en usage, faisaient croire à l'existence de rétrécissements organiques dans l'urèthre. L'exploration de ce canal confirma l'opinion de M. Murdoch : il y avait deux rétrécissements, l'un à deux pouces et demi, et l'autre à cinq pouces et demi. L'un et l'autre ont été attaqués, sous les yeux de mon savant confrère, avec le porte-caustique modifié, et tous les deux ont cédé immédiatement. Dès lors le cours des urines s'est rétabli, et, peu de jours après, la blennorrhée a cessé.

La cautérisation et la dilatation intermittente qui lui a succédé ont été pratiquées à Paris, sans que le malade ait été pour cela obligé de renoncer aux plaisirs de Versailles, sans qu'il ait manqué aucun des bals qui s'y sont donnés. Les résultats que m'ont donnés précédemment l'application du porte-caustique de Ducamp, et celle de la sonde à cautériser de M. Lallemand, me portent à penser que j'aurais moins bien réussi si j'avais fait usage de ces instruments.

CINQUIÈME OBSERVATION.

Un des hommes auxquels l'humanité doit le plus, M. Labarraque, m'adressa, le 6 octobre dernier, un Hollandais, qui venait à Paris pour se faire traiter d'une dysurie jusques là rebelle à tous les moyens de l'art. Ce malade savait qu'il avait des rétrécissemens dans l'urèthre, et, depuis vingt-cinq ans, il faisait usage de bougies presque sans interruption. Fatigué de leur emploi, et voyant que ce moyen ne lui procurait qu'un amendement passager, il avait voulu se faire cautériser ; mais le chirurgien auquel il s'était confié à Utrecht, sa résidence habituelle, n'avait pas été heureux. Plusieurs applications du nitrate d'argent, faites avec le porte-caustique de Ducamp, n'avaient pas désobstrué le canal. Loin de là, il ne fut plus possible de faire entrer, comme précédemment, les bougies jusqu'à la vessie ; l'excrétion de l'urine devint encore plus difficile ; il se développa un catarrhe vésical, et le malade resta assujetti à une petite fièvre lente, avec exacerbation chaque

soir. Il était, en outre, incommodé par une blennorrhée abondante et atteint d'un engorgement
œdémateux des extrémités inférieures. Il y avait à
peu près une année qu'il était dans cet état, lors-
qu'il réclama mes soins.

Je présentai une petite bougie de cire à l'urèthre ;
elle se trouva arrêtée à quatre pouces et un quart du
méat urinaire. Une sonde exploratrice ordinaire
ne put avancer qu'à deux pouces et demi. Une
plus petite parvint à quatre pouces et un quart ;
mais elle ne put franchir ce point, et, à son retour,
elle offrit une empreinte bifurquée (fig. 3). Cette
empreinte portait deux tiges à peu près égales, si-
tuées sur le même plan, l'une à droite et l'autre
à gauche. Il était évident qu'il y avait au moins
deux rétrécissements, et que le plus profond des
deux était compliqué d'une fausse route ; mais ce
n'était pas le tout. Pour prendre le vrai chemin,
il fallait le reconnaître, et rien dans l'empreinte
n'annonçait que ce fût plutôt d'un côté que de
l'autre. Un nouvel examen, fait avec une petite
sonde exploratrice, me tira d'embarras. Cette fois
l'empreinte (fig. 4) était bien bifurquée, mais
elle présentait deux tiges d'inégale longueur, et je
dus penser que la plus longue, qui correspondait
à la droite du malade, indiquait la bonne voie.
Partant de cette idée, je fis marcher une petite
bougie de cire le long de la paroi droite de l'urèthre, et je parvins à la vessie sans aucun effort.

Je m'occupai ensuite de la destruction des obstacles. Il fut aisé de combattre le premier. Le second offrait plus de difficulté. Il fallait faire dispa-

raître la fausse route, et, pour cela, détruire la cloison qui la séparait de la bonne. Une cautérisation énergique avec mon porte-caustique suffit pour obtenir ce double résultat. Une troisième cautérisation fit céder un dernier rétrécissement, qui siégeait à six pouces, et, dès le dixième jour du traitement, le canal fut libre.

Il n'était plus question que de dilater et de diriger la cicatrisation, à l'aide des bougies de cire. Trois semaines plus tard, le malade était parfaitement guéri, les urines sortaient largement, il n'y avait plus de catarrhe, plus de blennorrhée; la fièvre avait cessé, les jambes étaient désenflées, l'appétit et le sentiment de bien-être étaient revenus.

Avec le porte-caustique de Ducamp, on eût pu vaincre le premier obstacle; mais personne n'oserait affirmer que, soit avec cet instrument, soit avec celui de M. Lallemand, il eût suffi d'une seule application, pour arriver au double résultat que j'ai obtenu, savoir : la destruction du second obstacle et l'occlusion de la fausse route. Quant au troisième rétrécissement, le porte-caustique de Ducamp n'aurait pu l'atteindre que très difficilement, et la sonde à cautériser l'eût attaqué avec trop peu de précision pour assurer l'effet qui a été produit par le porte-caustique modifié. Et remarquez qu'ici la fausse route, pratiquée avec le porte-caustique de Ducamp, avait son siége dans la partie droite de l'urèthre.

Je ne puis laisser échapper cette occasion de citer un fait de rétention d'urine qui, sans avoir été causée par des rétrécissements, sans avoir nécessité l'emploi du nitrate d'argent, ne laisse pas d'offrir une analogie remarquable avec la précédente. Je veux parler d'un vieillard de soixante-quinze ans, que j'ai vu avec M. le docteur d'Olivéra, et chez lequel une rétention d'urine, par défaut d'action de la vessie, a été compliquée du gonflement des extrémités inférieures, et a fait croire, pendant quelque temps, à un commencement d'hydropisie. La tension du ventre et la petite quantité des urines, qui ne sortaient plus que par regorgement, contribuaient à l'illusion. L'introduction d'une sonde dans la vessie a suffi pour faire cesser la prétendue ascite et pour opérer le dégorgement des jambes. Chez ce malade, comme chez le précédent, il y avait un catarrhe vésical, de la fièvre, du malaise, de l'inappétence, et tous ces effets du séjour prolongé des urines dans la vessie se sont dissipés quand on a donné une libre issue à ce fluide.

SIXIÈME OBSERVATION.

Un officier-général dont le nom figure avec éclat dans les fastes de la gloire française me fut adressé, le 12 décembre dernier, par un de nos pharmaciens les plus estimés, M. Dublanc aîné. Agé de près de soixante ans, d'une forte et belle constitution, cet officier était affecté depuis longues années d'une dysurie qui l'incommodait beaucoup. L'exploration de l'urèthre me fit reconnaître trois rétrécissements, le premier à trois pouces, le second à cinq pouces, et le troisième à six pouces.

Ce dernier s'étendait jusqu'à six pouces trois quarts ; il avait trois quarts de pouce de longueur. Les deux premiers ont cédé chacun à une cautérisation ; le troisième en a nécessité deux. Les quatre cautérisations ont été pratiquées avec mon instrument. Le succès a été aussi prompt que complet : en un mois, le général a recouvré la santé la plus parfaite.

SEPTIÈME OBSERVATION.

Un mécanicien dont l'Académie a plusieurs fois accueilli les travaux, l'habile M. Gresling, me recommanda, au commencement du mois dernier, un ancien canonnier, actuellement boulanger à Boulogne. Lorsque ce malade, à peine âgé de trente-deux ans, se présenta chez moi, il était atteint d'une violente strangurie ; il n'urinait que goutte à goutte, et avec les plus douloureux efforts. Il avait été soumis déjà plusieurs fois à la dilatation, et il avait été traité une fois, d'après cette méthode, par un de nos grands chirurgiens, membre de cette Académie.

L'introduction d'une sonde exploratrice me fit connaître l'existence d'un fort rétrécissement à quatre pouces et demi ; et la difficulté que j'eus à faire passer jusqu'à la vessie, avec le secours d'un conducteur, une bougie de gomme élastique, me porta à croire qu'il existait un second rétrécissement vers cinq pouces et demi, point où l'instrument s'était arrêté à plusieurs reprises.

Je commençai par remédier à la strangurie, à l'aide de bougies, de bains et d'un régime approprié; et quand, trois jours après, l'urèthre me parut assez dilaté pour permettre de recourir aux moyens curatifs, je portai le nitrate d'argent à quatre pouces et demi. Il produisit beaucoup d'effet. A la chute de l'escarre, les urines sortaient déjà largement. Cependant, je crus devoir cautériser une seconde fois sur le même rétrécissement; et, quand il fut détruit, une empreinte ramenée de cinq pouces et demi me détermina à y faire de même deux applications de mon instrument. J'ai employé ensuite la dilatation, et le cours des urines est devenu parfaitement libre.

Ce traitement est remarquable, surtout en ce. qu'il a été fait sur un homme qui venait, pour chaque opération, de Boulogne chez moi, à l'extrémité opposée de Paris, et encore en ce que le malade, que j'ai dit être boulanger, a pu, dès la seconde cautérisation, reprendre les travaux si pénibles de son état.

Je n'hésite pas à attribuer ce succès, ou plutôt le défaut absolu d'accidents, à la précision avec laquelle le porte-caustique modifié attaque les parties à détruire.

HUITIÈME OBSERVATION.

Le 13 novembre, M. le docteur Voisenet m'adressa un malade affecté depuis long-temps d'une blennorrhée opiniâtre, et d'une dysurie parfois très forte. C'était un fabricant de schalls; il avait quarante-six ans, et il était d'une bonne constitution. Je trouvai un rétrécissement fort grand à cinq pouces et demi. Deux cautérisations le firent disparaître. Un autre plus petit, à six pouces et demi, fut ensuite brûlé une seule fois.

Les trois cautérisations ont été pratiquées avec le porte-caustique modifié. Elles ont suffi pour amener la guérison, le rétablissement du cours naturel des urines, et la cessation de la blennorrhée, en vingt-six jours.

L'instrument de Ducamp n'aurait pu pénétrer dans ces rétrécissements qu'avec la plus grande difficulté, et je doute que la sonde à cautériser les eût fait céder si vite.

. Chez un autre malade, adressé par le même médecin, j'ai obtenu un résultat tout aussi satisfaisant; mais il a fallu deux fois plus de temps : il existait quatre rétrécissements, et l'un était fort étendu.

<h3 align="center">NEUVIÈME OBSERVATION.</h3>

Un marchand de fourrages, qui m'avait été confié par M. le docteur Fourcadelle, m'a présenté, il y a deux mois, un fait encore plus remarquable. Grand, fort, âgé d'environ quarante ans, il urinait depuis long-temps avec difficulté J'ai reconnu un rétrécissement à cinq pouces trois quarts; je l'ai cautérisé avec mon instrument, et, dix jours après, le malade urinait très largement. Je pus le considérer comme guéri sous ce rapport, et l'opérer d'une fistule à l'anus dont il était atteint en même temps.

DIXIÈME OBSERVATION.

J'ai eu plusieurs fois occasion de faire sur un même malade l'application des trois instruments porte - caustique, et de reconnaître les avantages de celui que j'ai fait établir. C'est ce qui m'est arrivé en particulier chez un parfumeur, qui m'avait été présenté par M. le docteur Beaufils.

Il y avait quatre rétrécissements : un à deux pouces et demi, un autre à trois pouces et demi, le troisième à quatre pouces, et le dernier à cinq pouces et demi. Les deux premiers rétrécissements ont été attaqués avec le porte-caustique de Ducamp, et ont cédé assez bien, quoique un peu lentement. Arrivé au troisième, qui était le plus fort, j'ai fait usage une fois du même instrument ; mais il a eu de la peine à pénétrer, et une exploration faite deux jours après m'a donné une empreinte (fig. 5) qui indiquait un commencement de fausse route : une partie du caustique s'était fondu, à ce qu'il paraît, avant que la cuillère qui le portait eût été introduite dans le rétrécissement. J'eus recours à mon instrument. Le résultat de son application fut très satisfaisant. Cependant, pour hâter la cure, je voulus attaquer le quatrième obstacle en même temps que le troisième, et, n'ayant à ma disposition, en ce moment, que des porte-caustique modifiés d'assez fort calibre, je dus employer la sonde à cautériser de M. Lallemand. Une cautérisation imparfaite du rétrécissement et une nouvelle fausse route (fig. 6) ont été le fruit de ces tentatives. Il que je ne comptais lui en donner ; je craindrais d'arrêter plus long-temps sur elle l'attention de l'Académie. Je pense, d'ailleurs, que les faits présentés parlent assez haut pour faire reconnaître l'utilité des modifications que j'ai établies dans les instruments *porte-caustique*.

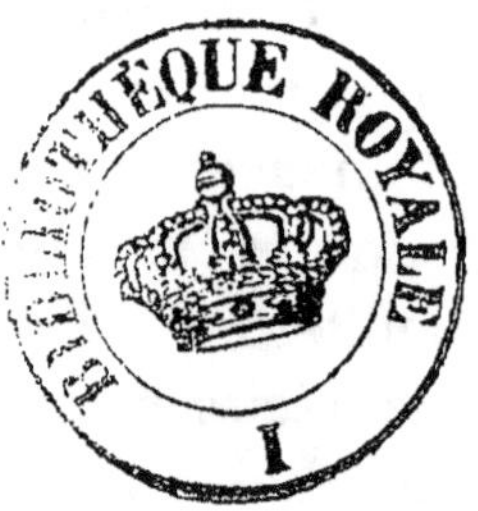

IMPRIMERIE DE LACHEVARDIERE, RUE DU COLOMBIER, N° 30, A PARIS.

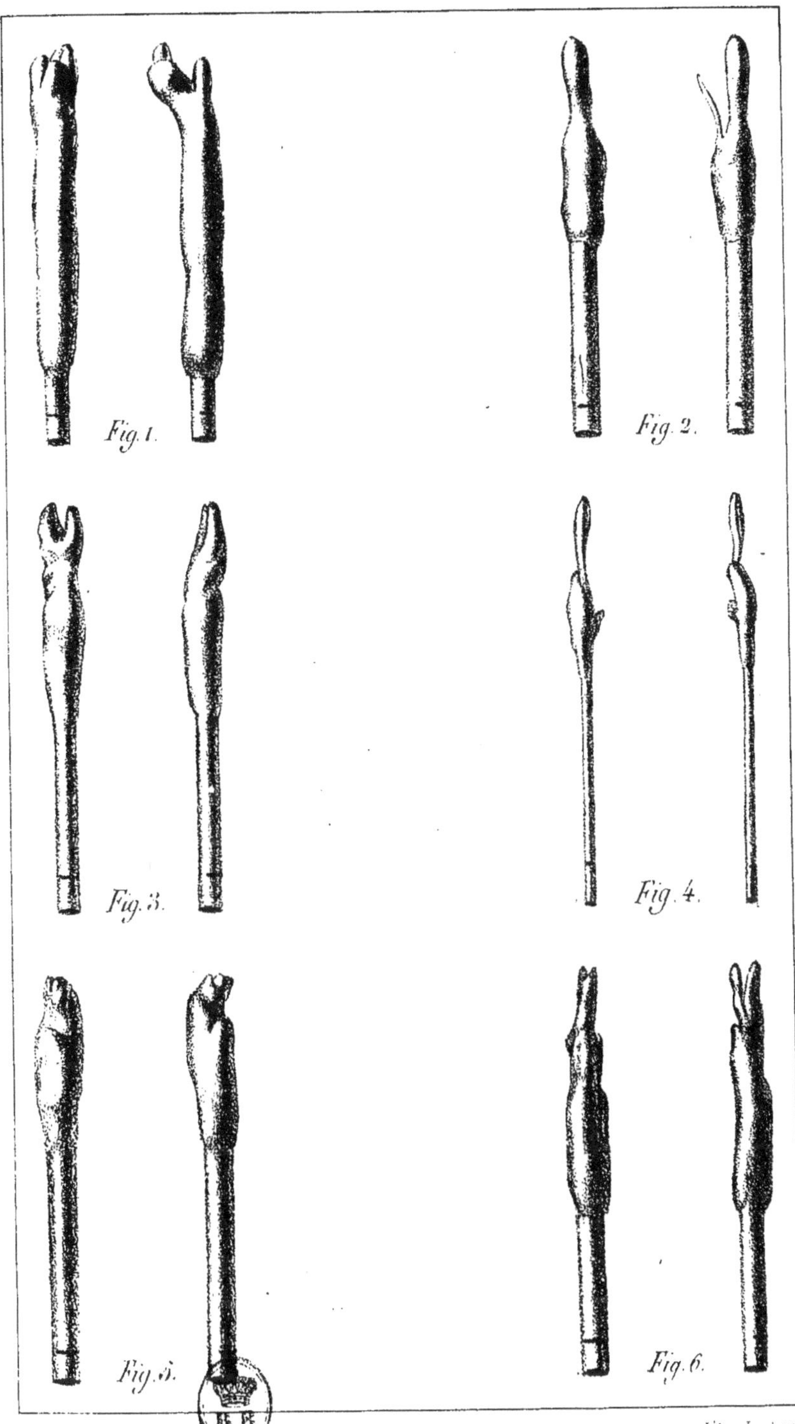

Fig. 1.

Fig. 2.

Fig. 3.

Fig. 4.

Fig. 5.

Fig. 6.